BEI GRIN MACHT SICH IHR WISSEN BEZAHLT

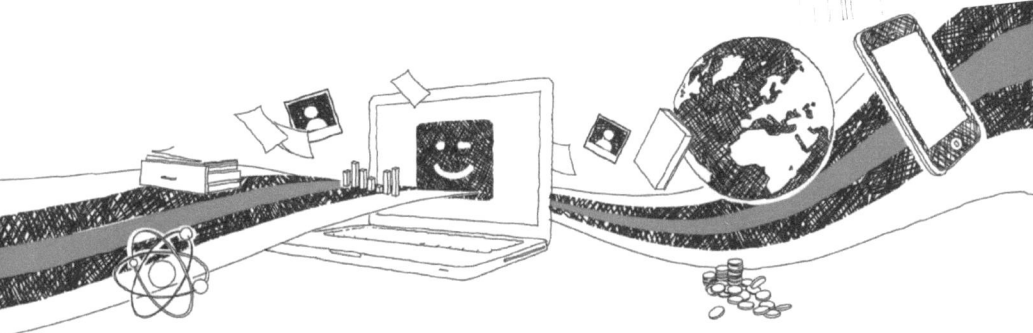

- Wir veröffentlichen Ihre Hausarbeit, Bachelor- und Masterarbeit

- Ihr eigenes eBook und Buch - weltweit in allen wichtigen Shops

- Verdienen Sie an jedem Verkauf

Jetzt bei www.GRIN.com hochladen und kostenlos publizieren

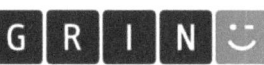

Sterbehilfe in der aktuellen Diskussion in Deutschland. Eine kritische Betrachtung

Ute Corell

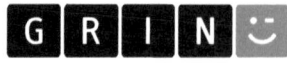

Bibliografische Information der Deutschen Nationalbibliothek:

Die Deutsche Nationalbibliothek verzeichnet diese Publikation in der Deutschen Nationalbibliografie; detaillierte bibliografische Daten sind im Internet über http://dnb.d-nb.de abrufbar.

ISBN: 9783346545763
Dieses Buch ist auch als E-Book erhältlich.

Druck und Bindung: Books on Demand GmbH, Norderstedt Germany
Gedruckt auf säurefreiem Papier aus verantwortungsvollen Quellen

Das vorliegende Werk wurde sorgfältig erarbeitet. Dennoch übernehmen Autoren und Verlag für die Richtigkeit von Angaben, Hinweisen, Links und Ratschlägen sowie eventuelle Druckfehler keine Haftung.

Das Buch bei GRIN: https://www.grin.com/document/1153873

Sterbehilfe – Sünde oder Erlösung?

Eine kritische Betrachtung: Sterbehilfe in der aktuellen Diskussion in Deutschland

Der Tod ist noch das schlimmste nicht,
Vielmehr den Tod ersehnen und nicht sterben dürfen.

Sophokles, Elektra

Inhalt

1 Einleitung

Das Thema Sterben und Tod gehört zum physischen Leben genauso dazu wie die Geburt. Die Gesellschaft altert, die Zahl der Pflegefälle nimmt in den nächsten Jahren deutlich zu[1] und folglich ist die Auseinandersetzung mit dem Tod unumgänglich. Zudem ist Sterben und Tod ein medial omnipräsentes Phänomen, mit dem wir im alltäglichen Medienkonsum ständig konfrontiert werden. Doch noch immer sind das Sterben und der Tod angst- und tabubesetzte Themen, die im privaten Nahbereich häufig aus Distanz betrachtet werden. Der Tod als ursprüngliche Familienangelegenheit wird heutzutage mit der Existenz von Krankenhäusern, Pflegeheimen und Hospizeinrichtungen aus dem privaten Nahraum hinaus in öffentliche Einrichtungen verlagert. Das Fehlen der Primärerfahrung führt immer mehr dazu, dass der Mensch im Allgemeinen versucht eine direkte Konfrontation mit dem Tod zu vermeiden. Die Unwissenheit über den Prozess des Sterbens birgt ein Potential an Angst vor Schmerz, Verlust und Ohnmacht. Besonders schwierig ist so die Akzeptanz des Verlustes von Menschen, die wir lieben.

Sterben und Tod scheint sehr oft ein Phänomen zu sein, das so plötzlich über die Menschen einbricht, ohne dass sie ausreichen Zeit haben, sich auf diesen Abschied vorzubereiten. So werden Sterben und Tod häufig miteinander gleichgesetzt – sie tragen für Betroffene und Angehörige dieselben Konsequenzen.

Allerdings müssen sich Menschen häufig aufgrund einer schweren, unheilbaren Krankheit lange und intensiv mit ihrem herannahenden Tod auseinanderzusetzen. Sie wissen, dass der Tod absehbar ist. Durch Gespräche mit Angehörigen und Ärzten können die Betroffenen lernen den Tod für sich selbst zu akzeptieren. Für sie kann der Tod eine Erlösung darstellen, eine Erlösung von schwerer Krankheit und großem Leiden. Ihre Angst bezieht sich häufig auf das Sterben. Ein Prozess, der möglicherweise langatmig und schmerzhaft sein wird, und dem man machtlos ausgeliefert ist. Schon in der Antike bezeichnet Sophokles nicht den Tod als tragische Erfahrung. Der vorausgehende Prozess des Sterbens, und vor allem die Sehnsucht nach dem Tod und ein damit verbundener qualvoller Sterbensvorgang bilden nach ihm das

---

[1] Statista GmbH. Das Statistik-Portal: Prognose zur Anzahl der Pflegefälle in Deutschland im Zeitraum der Jahre von 2010 bis 2050 (in 1.000). URL: http://de.statista.com/statistik/daten/studie/262539/umfrage/prognostizierte-entwicklung-der-anzahl-der-pflegefaelle-in-deutschland/ [Stand: 11.09.2014].

schlimmste Erlebnis für einen Menschen. So ist es nachvollziehbar, dass totkranke Menschen den Wunsch verspüren können, den Prozess ihres Sterben selbst beeinflussen zu wollen.

Dieser Wunsch wirft die Frage auf, wie Sterbebegleitung in Deutschland ablaufen soll und wie Menschen ihr Lebensende selbst bestimmen und gestalten können. Die Zulässigkeit von Sterbehilfe in Deutschland rückt dadurch wieder in Diskussion. Ist es ethisch vertretbar, dass die Gesellschaft den letzten Wunsch eines Menschen, den Wunsch des Sterbens, verweigert?

In einem ersten Schritt soll ein Blick auf das umfassende Verständnis des Begriffes Sterbehilfe geworfen werden. Die erlangten theoretischen Grundkenntnisse werden im Hinblick auf die Ausgangsfrage und mit besonderer Berücksichtigung der theologischen, juristischen und entwicklungspsychologische Perspektive analysiert. Diese komplexe Untersuchung wird die Basis für die ethische Diskussion der Ausgangsfrage bieten. Hier soll diskutiert werden, ob Sterbehilfe sündhaft oder erlösend ist. Aus den erworbenen Erkenntnissen soll in einer fachdidaktischen Analyse das Thema Sterbehilfe im Religionsunterricht erarbeitet werden. Abschließend wird ein Fazit gezogen, welches die gesamten Untersuchungsergebnisse und -erkenntnisse aufgreift.

2 Sterbehilfe – eine Definition des Blickwinkels

2.1 Sterbehilfe – eine juristische Betrachtung

„Sterbehilfe im strafrechtlichen Kontext ist in unterschiedlichen Formen und Ausprägungen denkbar."[2] Zunächst ist daher eine grundlegende Definition von Sterbehilfe notwendig. Sterbehilfe lässt sich aus juristischer Perspektive in vier Bereiche einteilen: aktive, passive und indirekte Sterbehilfe sowie assistierter Suizid.

Aktive Sterbehilfe ist die aus allen Motivationen entspringende gezielte aktive Lebensverkürzung eines Mitmenschen. Dieses Vorgehen ist strafbar. Falls kein explizites Verlangen des Sterbenden nachweisbar ist, wird aktive Sterbehilfe nach §212 des Strafgesetzbuches[3] (StGB) als Totschlag eingestuft. Die Strafe ist ein bis zehn Jahre Freiheitsentzug. Falls eine Person aufgrund des ausdrücklichen und ernsthaften Wunsches zu der aktiven Sterbehilfe angetrieben wurde, wird strafmildernd nach § 216 StGB eine Tötung auf Verlangen angenommen. Die Strafe ist sechs Monate bis fünf Jahre Freiheitsentzug.

Assistierter Suizid oder „Beihilfe zur Selbsttötung" ist das zur Verfügung stellen einer tödlichen Substanz durch Angehörige, Ärzte, Pfleger oder sonstige Personen. Der Betroffene nimmt selbstständig diese Substanz zur Selbsttötung ein. Die beteiligten Personen können nach §323c StGB für unterlassene Hilfeleistung mit bis zu einem Jahr Freiheitsentzug belangt werden. Menschen sind in Notsituationen zu Hilfeleistungen, in diesem Fall zu Wiederbelebungsversuchen, verpflichtet. Zudem wird Ärzten aufgrund des Standesrechts, organisiert durch die Ärztekammer, die Durchführung eines assistierten Suizids verboten. Allerdings weisen die Landesärztekammern diesbezogen keine Einheitlichkeit in der Formulierung des Verbotes auf und schaffen dadurch mögliche Grauzonen.[4] Eine weitere Einschränkung gegen den assistierten Suizid schafft das Betäubungsmittelgesetz[5] (BtMG). Nach §29 wird die unerlaubte Herstellung, Ein- und Ausfuhr oder in Verkehrbringung von Betäubungsmitteln strafrechtlich verfolgt und mit bis zu fünf Jahren Freiheitsstrafe oder Geldstrafe geahndet.

---

[2] Kolb, Christoph Peter: Neue Entwicklungen bei der Sterbehilfe. Inaugural-Dissertation zur Erlangung der Doktorwürde der Juristischen Fakultät an der Eberhard Karls Universität Tübingen. Tübingen 2013. S. 15

[3] Vgl. Bundesministerium für Justiz und Verbraucherschutz: Strafgesetzbuch. URL: http://www.gesetze-im-internet.de/stgb/ [Stand: 11.09.2014].

[4] Vgl. Klinkhammer, Gisela: Ärztekammern und Sterbehilfe: Darf ein Arzt beim Sterben helfen? In: Deutsches Ärzteblatt 2013, Jg. 110, Heft 11, S. 17.

[5] Vgl. Bundesministerium für Justiz und Verbraucherschutz: Gesetz über den Verkehr mit Betäubungsmitteln. URL: http://www.gesetze-im-internet.de/btmg_1981/ [Stand: 11.09.2014].

Passive Sterbehilfe ist der „Verzicht auf lebensverlängernde Maßnahmen oder [der] Verzicht auf deren Einhaltung durch invasive Behandlung"[6]. Sofern der Tod eines Patienten irreversibel ist, hat der behandelnde Arzt das Recht „eine eigene Ermessens- oder Einzelfallentscheidung bezüglich der Fortführung der Behandlung oder deren Abbruch"[7] zu treffen. Es ist straffrei lebensverlängernde Maßnahmen wie Beatmung, Bluttransfusion oder künstliche Ernährung einzustellen.

Im Jahr 2009 gab es eine juristische Erweiterung um das Themenfeld *Passive Sterbehilfe* zur rechtlichen Absicherung von behandelnden Ärzten, Pflegern und Angehörigen. Es wurde das Patientenverfügungsgesetz eingeführt, welches besagt, dass es nicht mehr "auf das Stadium der Erkrankung für die Frage der Zulässigkeit eines Unterlassens intensivmedizinischer Maßnahmen"[8] ankommt (§ 1901 a III BGB). „Dies hat insbesondere für solche Fälle große Bedeutung, in denen die Sterbephase noch nicht unumkehrbar eingesetzt hat (Demenzpatienten und Wachkomapatienten)."[9] Im Vorfeld der Behandlung soll nun der Patient sein Selbstbestimmungsrecht nutzen und bestimmten medizinischen Maßnahmen einwilligen oder sie ausschließen (§ 1901 a I S.1 BGB). Zudem soll ein genannter Betreuer den Patientenwillen im Ernstfall durchsetzen (§ 1901 a I S.2 BGB). Zur Rechtssicherheit insbesondere für Ärzte und das Pflegepersonal wurde 2010 das Urteil des BGH gefällt, welches Sterbehilfe als Behandlungsabbruch definiert und sich daher klar von der Tötung auf Verlangen abgrenzt. Der Behandlungsabbruch ist nur an den Patientenwillen gebunden. „In den Fällen, in denen ein Patientenwille nicht ermittelbar ist, darf ein Behandlungsabbruch nicht vorgenommen werden."[10]

Im Gegensatz zur passiven Sterbehilfe ist die indirekte Sterbehilfe als die Inkaufnahme einer Beschleunigung des Todeseintritts durch eine medizinische Behandlung, die primär der Schmerzlinderung dient, zu verstehen. Dieses Vorgehen ist straffrei. Als Beispiel kann die Verabreichung von starken Schmerzmitteln in der Finalphase einer tödlichen Krebserkrankung dienen, welche als Nebenwirkung ein Versagen von Leber oder Nieren hervorrufen kann. Die indirekte Sterbehilfe weist große Parallelen zu der Palliativmedizin auf und steht somit begrifflich in Diskussion.

2.1.1 Aktuelle Diskussion der rechtlichen Lage in Deutschland zum Thema Sterbehilfe

---

[6] Kolb: Neue Entwicklungen bei der Sterbehilfe. 2013. S. 17.
[7] Ebd. S. 18.
[8] Ebd. S. 20.
[9] Ebd. S. 160.
[10] Ebd. S. 163.

Sehr aktuell ist die Debatte um die Regelung der Sterbehilfe in Deutschland. Der Bundestag möchte den assistierten Suizid, der in den Landeskammern noch uneinheitlich niedergeschrieben ist, unter Berücksichtigung der Autonomie der Einzelnen gesetzlich regeln. So wurde im Sommer 2014 ein Gesetzesvorschlag vorgelegt. Ein entsprechendes Gesetz könnte im Herbst 2015 in Kraft treten. Nach diesem Gesetzesvorschlag soll die Beihilfe zur Selbsttötung generell strafbar sein. Es ist strafbar, gesunden Menschen Sterbehilfe zu leisten. Allerdings sollten Ärzte aber schwerstkranken Menschen ohne Heilungschance unter strengen Voraussetzungen helfen dürfen.

> Mediziner sollen demnach unter Einhaltung strenger Sorgfaltspflichten einem unheilbar Kranken mit begrenzter Lebenserwartung helfen dürfen, sich zu töten, wenn sie den Betroffenen zuvor "umfassend und lebensorientiert über seinen Zustand (...) sowie über andere - insbesondere palliativmedizinische - Möglichkeiten aufgeklärt haben." Der Arzt muss der Überzeugung sein, dass der Patient freiwillig handelt, er muss immer einen anderen, unabhängigen Arzt zu Rate ziehen, und zwischen Aufklärungsgespräch und der Beihilfe sollen mindestens zehn Tage verstreichen. Auch Angehörige sind dem Entwurf zufolge nicht strafbar, "wenn sie einem freiverantwortlich handelnden Volljährigen Beihilfe leisten".[11]

Entscheidend für diesen Gesetzesvorschlag ist, dass der Patient das tödliche Mittel selbst einnimmt und nicht von dem behandelnden Arzt verabreicht bekommt. Aktive Sterbehilfe bleibt weiterhin strafbar und wird in diesem Gesetzesvorschlag nicht beachtet. Dieser Gesetzesentwurf stärkt die Rechtssicherheit von Ärzten, Pflegern und Angehörigen in einem assistierten Suizid. Zudem stärkt er das Selbstbestimmungsrecht der Patienten. Sie dürfen den Wunsch nach Suizidhilfe öffentlich aussprechen.

In politischen, kirchlichen und gesellschaftlichen Kreisen erheben sich vielen Stimmen zu diesem Gesetzesvorschlag und lassen die allgemeine Diskussion um Sterbehilfe neu entfachen. In den Fokus genommen wird auch wieder die Frage nach aktiver Sterbehilfe in Deutschland. Der Patientenwille im Gegensatz zu herrschenden Gesetzen wird dabei zum tragenden Diskussionselement.

Bundestagsvizepräsident Peter Hintze (CDU) spricht sich positiv für den Gesetzesvorschlag aus: „Da ist es ein Gebot der Menschenwürde, dass ein derart Betroffener am Lebensende den Arzt um Hilfe bitten darf. Es gibt auch eine Ethik des Helfens."[12] Einen Schritt weiter geht Renate Künast (Die Grüne). Sie hat sich als echte Suizidhilfe-Befürworterin geoutet und plädierte für eine Erlaubnis gemeinnütziger Sterbehilfevereine in Deutschland, die ähnlich

---

[11] Le Ker, Heike: Begleiteter Suizid: Ethiker wollen Ärzten Sterbehilfe erlauben. 26.08.2014. In: Spiegel online. URL: http://www.spiegel.de/gesundheit/diagnose/sterbehilfe-ethiker-fordern-recht-auf-beihilfe-zum-suizid-durch-aerzte-a-987941.html [Stand: 13.10.2014].
[12] Müller, Peter: Ein Gebot der Menschenwürde. Bundestagsvizepräsident Peter Hintze (CDU) über Sterbehilfe. 11.08.2014. In: DER SPIEGEL 33/2014. URL: http://www.spiegel.de/spiegel/print/d-128629125.html [Stand: 11.09.2014].

wie in der Schweiz funktionieren.[13] In ethischen Grenzfragen wie dieser besteht im Bundestag traditionell kein Fraktionszwang. Jeder Politiker entscheidet aus individueller Überzeugung.

2.2 Sterbehilfe – eine theologische Betrachtung

In der Bibel tritt Sterbehilfe unter unserem heutigen Verständnis nicht explizit auf, allerdings können Verknüpfungsaspekte herangezogen werden, welche die exegetische Position zu Sterbehilfe deutlich machen.

Allgemein ist zu betrachten, dass in der Bibel gesagt wird „Sterben hat seine Zeit"[14]. „Nach christlichem Verständnis darf der Tod eines Menschen nicht herbeigeführt, sonder muss abgewartet werden. Denn Christen sehen sich selbst als Geschöpfe Gottes. Geburt und Tod liegen somit in Gottes Hand"[15]. Dem Menschen ist es nicht gestattet, den Zeitpunkt seines Todes zu bestimmen. Gott allein bestimmt die Zeit, die ein Mensch auf der Erde weilt. So bestimmt er auch die Zeit, die ein Mensch den Sterbensprozess durchlebt. Dieser ist zwar negativ konnotiert, eröffnet aber vor allem die Möglichkeit des Abschiednehmens, der persönlichen Bereitschaft des Sterbens und der Wertschätzung des gelebten Lebens. Strebende erfahren eine Rückbesinnung auf Vergangenes, sie kehren zu innerer Ruhe und zu Gott. Dafür brauchen Menschen unterschiedlich lange Zeit – und diese muss ihnen gelassen werden. Für Sterbende und auch für Angehörige ist es daher von bedeutender Wichtigkeit, dass alle Phasen des Sterbeprozesses durchlaufen werden. Auf diese Weise kann der Tod emotional verarbeitet werden.

Darüber hinaus stellt die biblische Erzählung der Bindung Isaaks diese alleinige Verfügungsgewalt Gottes über den Menschen dar. In der Erzählung (Gen 22) wird Abraham von Gott aufgerufen seinen Sohn Isaak auf einem Berg in Morija als Brandopfer zu opfern. Abraham trifft unverzüglich die nötigen Vorkehrungen und bricht schon am nächsten Tag auf. Nachdem er von Gott den Ort der Opfergabe zugewiesen bekommen hat, geht er gemeinsam mit Isaak auf den Berg. Isaak ist zunächst skeptisch, da sie kein Brandopfer mitnehmen, doch Abraham beruhigt ihn mit einem Verweis auf die Allmacht Gottes, die die

---

[13] Drobiniski, Matthias/ Von Hardenberg, Nina: Nächstenliebe oder Verbrechen? Bundestag zu Sterbehife. In: Süddeutsche.de, 25.08.2014. URL: http://www.sueddeutsche.de/politik/bundestag-zu-sterbehilfe-naechsteniebe-oder-verbrechen-1.2101741 [Stand: 13.10.2014].
[14] Koh 3,2. In: DIE BIBEL nach Martin Luther. Das Alte Testament. Stuttgart, 1999. S.658.
[15] Ein Beitrag der Kammer für öffentliche Verantwortung der Evangelischen Kirche in Deutschland: Sterben hat seine Zeit. Überlegungen zum Umgang mit Patientenverfügungen aus evangelischer Sicht. Hannover 2005. In: Sekretariat der Deutschen Bischofskonferenz und dem Kirchenamt der EKD: Sterbebegleitung statt aktiver Sterbehilfe. Eine Sammlung kirchlicher Texte. 2. erw. Aufl. Bonn/Hannover 2011. S. 21.

Opferproblematik lösen werde. Doch dann baut Abraham einen Altar und bindet seinen Sohn darauf fest. In dem Moment, in dem er das Messer zur Schlachtung in die Höhe reißt, wird Abraham von einem Engel Gottes dazu angehalten seinen Sohn nicht zu töten. Hinter Abraham erscheint ein Widder, den er nun anstelle seines Sohnes opfert. Als Dank für dieses große Vertrauen spricht Gott Abraham den Segen aus und verspricht ihm seine Nachkommen zu mehren und zu schützen.[16]

Hier zeigt sich, dass Gott die Tötung eines Menschen selbst zu seiner Willen nicht zulässt. „Der Mensch wurde laut Bibel von Gott geschaffen"[17] und nur Gott darf dem menschlichen Leben ein Ende setzten. Das Leben ist gottgegeben. Es wird deutlich, „dass das menschliche Leben Gottes alleiniger 'Verfügungsgewalt' unterliege."[18] „Sowohl die Fremdtötung (zumindest unschuldiger Menschen) als auch die Selbsttötung"[19] ist laut Bibel verboten.

In der Bergpredigt von Jesus spricht dieser eindeutig das Verbot der Fremdtötung aus: „Du sollst nicht töten."[20] Damit nimmt Jesus Bezug zu dem alttestamentlichen Tötungsverbot.

Die Selbsttötung wird im Neuen Testament durch Judas thematisiert. Dadurch, dass er sich erhängt[21], entzieht er Gott die Entscheidungsgewalt über die Beendigung eines menschlichen Lebens. Selbsttötung wird als Mord an sich selbst betrachtet und ist daher wie die Fremdtötung verboten. Dennoch ist „in Bezug auf die Frage nach der Legitimität der Selbsttötung [...] daran zu erinnern, dass diese im Alten Testament nicht direkt verboten wurde."[22] Selbsttötungen fanden „unter Ausnahmebedingungen statt oder wurden indirekt als ‚angemessener' Abschluss eines sündhaften Lebens verurteilt."[23] Dennoch kann in theologischer Auslegung der Selbstmord als Sünde deklariert werden.

Demnach ist in Bezug auf die Sterbehilfe folgendes festzustellen: „Das Fremdtötungsverbot untersagt die ‚aktive Euthanasie'. Mit dem Verdikt über die Selbsttötung ist auch die ärztliche Beihilfe zur Selbsttötung ausgeschlossen."[24] Aktive Sterbehilfe und assistierter Suizid werden in theologischer Betrachtung dem Menschen untersagt.

Stattdessen gibt es aus der theologischen Perspektive eine hohe Affinität zu Hospizbewegungen und Palliativmedizin. „Das christliche Ideal verlangte (und verlangt) dementsprechend Pflege, Zuwendung und Begleitung von Kranken und Sterbenden, nicht

---

[16] Vgl. Gen 22. In: DIE BIBEL nach Martin Luther. Das Alte Testament. Stuttgart, 1999. S.22 f.
[17] Benzenhöfer, Udo: Der gute Tod? Geschichte der Euthanasie und Sterbehilfe. Göttingen 2009. S. 45
[18] Ebd.
[19] Ebd.
[20] Matt. 5,21. In: DIE BIBEL nach Martin Luther. Das Neue Testament. Stuttgart, 1999. S. 7.
[21] Matt. 27,5. In: DIE BIBEL nach Martin Luther. Das Neue Testament. Stuttgart, 1999. S. 39.
[22] Benzenhöfer: Der gute Tod?, 2009. S. 45.
[23] Ebd.
[24] Ebd. S. 46.

Tötung oder Beihilfe zur Selbsttötung."[25] Sterbenskranken Menschen soll Hilfe im Sterben, aber nicht Hilfe zum Sterben geleistet werden. Der Sterbeprozess soll von den Betroffenen als Teil des Lebens anerkannt werden. Sterben fordert Wahrhaftigkeit, Sensibilität und Aufmerksamkeit.[26]

Die evangelische Kirche spricht sich für das Sterben lassen aus. Passive Sterbehilfe wird daher nicht verneint. „Einem urteilsfähigen Patienten wird das Recht zuerkannt, Therapien abzulehnen, auch wenn sein Leben dadurch auf unbestimmte Zeit erhalten werden könnte."[27] Aus diesem Grund begrüßt die Die Evangelische Kirche in Deutschland (EKD) das Urteil des BGH zur Stärkung des Patientenwilles und zur größeren Rechtssicherheit für Ärzte, Pflegende und Angehörige.

2.3 Sterbehilfe – eine entwicklungspsychologische Betrachtung

Sterben – und besonders leidvolles Sterben bedingt durch eine tödliche Krankheit – wird in unserer Gesellschaft häufig als ungerecht empfunden. Der Psychologe und Erziehungswissenschaftler Lawrence Kohlberg versteht Gerechtigkeit als Grundsatz der Gesellschaft. Er fragt sich, warum Menschen etwas als gerecht oder ungerecht ansehen. Zur Untersuchung des Prozesses der moralischen Urteilsbildung eines Individuums wandte Kohlberg die Methode des Hypothetischen Dilemmas an. Durch Dilemmageschichten, in denen es zwei suboptimale Auswege gibt, konstruiert Kohlberg sechs Stufen der moralischen Urteilsentwicklung. Die Unterschiede zwischen den Stufen des moralischen Urteils bestehen weniger in zunehmendem Wissen um moralische Normen, sondern liegen in qualitativ anderen Denkweisen über moralische Probleme. Individuen durchlaufen die Stufen immer nacheinander und in derselben Reihenfolge

So gibt es drei Hauptniveaustufen, die sich jeweils in zwei Unterstufen untergliedern. Auf jeder Stufe wird die Konzeption von Gerechtigkeit neu gestaltet. Auf der präkonventionellen Niveaustufe stehen zunächst die eigenen Interessen im Vordergrund, der Mensch hat eine eingeschränkte, individuelle Sicht und er orientiert sich an sanktionierten Regeln. In der folgenden Entwicklung stehen noch immer eigene Interessen im Vordergrund, allerdings kommt es auch zur Wahrnehmung der Interessen anderer Menschen. Auf der konventionellen Niveaustufe ist die persönliche Beziehung mit einem Gegenüber entscheidend, denn die

---

[25] Ebd. S. 46.
[26] Vgl. Sekretariat der Deutschen Bischofskonferenz und dem Kirchenamt der EKD: Sterbebegleitung statt aktiver Sterbehilfe. Eine Sammlung kirchlicher Texte. 2. erw. Aufl., Bonn/Hannover 2011. S. 11.
[27] Ein Beitrag der Kammer für öffentliche Verantwortung der Evangelischen Kirche in Deutschland: Sterben hat seine Zeit. 2011. S. 25

Menschen streben nach sozialer Anerkennung. Ihr Handeln ist geprägt von den Erwartungen anderer Personen in dem eigenen Lebensumfeld. Der Blick ist auf die Gesellschaft gerichtet, die Regeln vorgibt, welche dem Individuum Freiheiten ermöglichen. In einem zweiten Entwicklungsschritt wird sich der Mensch über die Teilhabe am System bewusst und handelt in Übereinstimmung mit Gesetzen und allgemeinen Pflichten, die die Gesellschaft sichern und somit indirekt auch persönlichen Schutz bieten. In der postkonventionellen Niveaustufe erreicht der Mensch die Fähigkeit der Unterscheidung zwischen moralischen und legalen Gesichtspunkten und weitet seinen Blick über die Gesellschaft hinaus aus. Moralität und Legalität befinden sich auf gleicher Ebene und der Mensch trifft seine Entscheidungen situativ. Moralische Werte dienen zwar als Orientierung und können daher mit den Gesetzen in Konflikt geraten, dieser Konflikt wird aber zu vermeiden versucht. In der letzten Entwicklungsphase überwiegt der moralische Standpunkt in dem rationalen Individuum. Der Mensch orientiert sich an abstrakten ethischen Prinzipien, denen er aus freiem Entschluss zustimmt. Eine Person, die die sechste und letzte Stufe erreicht hat, glaubt an die Gültigkeit allgemeiner moralischer Prinzipien und fühlt sich ihnen persönlich verpflichtet. Im Kern handelt es sich um universelle Prinzipien der Gerechtigkeit, der Gegenseitigkeit und Gleichheit, der Menschenrechte und des Respekts vor der Würde des Menschen als individueller Person. Entscheidungen werden bewusst hinsichtlich dieser Prinzipien getroffen.

Stimmt das Gesetz nicht damit überein, ist dennoch das Prinzip ausschlaggebend.[28]

In der Praxis kommt es häufig zu einer Vermischung der Stufen. Verzwickte ethische Probleme können vornehmlich mit dem Erreichen der beiden letzten Stufen gelöst werden. Allerdings erreichen nach Kohlberg nicht alle Menschen in ihrem Leben diese Stufen 5 und 6 bzw. befinden sich noch auf einer vorherigen Stufe. Folglich müssen jegliche Entscheidungen eines Individuums hinsichtlich der Status seiner aktuellen Stufe betrachtet werden.

Die Entscheidung einer Person aktive Sterbehilfe oder Beihilfe zur Selbsttötung zu leisten ist also eine Dilemmaentscheidung. Menschen stehen vor dem Konflikt entweder gegen das geltende Recht zu verstoßen oder dem Willen des Betroffenen nicht gerecht zu werden. Dabei trifft der Grundsatz Recht auf Gerechtigkeit. Kohlberg wertet Gerechtigkeit höher als Recht. Unter Berücksichtigung des Kohlbergschen Stufenmodells sind aber die Entscheidungen nur individuell nachvollziehbar. Menschen treffen ihre Entscheidungen bezüglich ihrer

---

[28] Vgl. Colby, Ann / Kohlberg, Lawrence: Das moralische Urteil: Der kognitionszentrierte entwicklungspsychologische Ansatz. In: Steiner, Gerhard (Hg.): Piaget und die Folgen (Die Psychologie des 20. Jahrhunderts). Zürich 1978. S. 348 – 356.

derzeitigen Moralstufe. Menschen, die sich nicht auf einer der beiden letzten Stufen des Modells befinden, urteilen im Sinne des Gesetzes. Sie würden sich immer gegen die Sterbehilfe aussprechen. Nur Menschen auf postkonventionellem Niveau sind überhaupt in der Lage solch einen ethischen Konflikt in sich selbst auszutragen.

Ärzte und Pfleger, die häufig einen Umgang mit totkranken Menschen und ihren Angehörigen erfahren, sollten eine routinierte Sicherheit im Konflikt der Sterbehilfe erwerben. Sie müssen lernen zwischen Gerechtigkeit und Recht zu unterscheiden. Auf diese Weise können sie vor sich selbst und anderen ein leidvolles Sterben als ungerecht rechtfertigen. So wird eine Zustimmung oder Ablehnung zu Sterbehilfe – natürlich weiterhin in individueller Betrachtung des Betroffenen – erleichtert. In alleiniger Betrachtung dieser Entwicklungsstufen können Menschen also auch die aktive Sterbehilfe rechtfertigen. Es wäre schließlich nur gerecht dem ausdrücklichen Wunsch eines Menschen, der qualvoll leidet und dem Tod ausgesetzt ist, nachzukommen, und ihn durch aktives Eingreifen im Sterbensprozess zu unterstützen.

3 Sterbehilfe – eine ethische Herausforderung

3.1 Der Fall der Anne Schneider

Nikolaus Schneider war bis Juni 2014 Ratsvorsitzender der Evangelischen Kirche in Deutschland. Aufgrund der Krebserkrankung seiner Frau Anne Schneider trat er von seinem Amt zurück. Anne Schneider hat öffentlich angekündigt, dass sie, sobald ihr Leiden nicht mehr erträglich wäre, zum Sterben in die Schweiz fahre. In der Schweiz ist Beihilfe zur Selbsttötung legalisiert.[29] Die Öffentlichkeit provozierend fragt sie: „Wenn einer findet, sein Leben sei nicht mehr lebenswert, ist das dann eine Todsünde?". Mit dieser Frage eröffnet sie eine kirchliche Debatte um die Frage der aktiven Sterbehilfe.

Aus theologischer Perspektive ist aktive Sterbehilfe durchaus als Todsünde zu deklarieren. Sie verstößt gegen das 5. Gebot *Du sollst nicht töten*. Der Betroffene spricht seinen Wunsch in vollem Bewusstsein aus und vollzieht den Sterbensakt aus freiem Willen heraus.[30] Die evangelische Kirche vertritt eine eindeutige Meinung: „Aktive Sterbehilfe ist und bleibt eine

---

[29] Vgl. Spiegel-online: Studie: Vor allem Deutsche fahren für Sterbehilfe in die Schweiz. Panorama. 21.08.2014. URL: http://www.spiegel.de/panorama/gesellschaft/sterbehilfe-studie-untersucht-zahlen-zu-selbsttoetung-in-der-schweiz-a-987273.html [Stand: 11.09.2014].
[30] Vgl. Klatt, Manfred: Was ist eine Todsünde? Anmerkungen zur römisch-katholischen Lehre über die "Todsünden". 2002. URL: http://www.efg-hohenstaufenstr.de/downloads/bibel/todsuenden.html [Stand: 11.09.2014].

ethisch nicht vertretbare, gezielte Tötung eines Menschen in seiner letzten Lebensphase, auch wenn sie auf seinen ausdrücklichen, verzweifelten Wunsch hin erfolgt.“[31] Besonders ihr Mann, Nikolaus Schneider, steht durch diese starke Meinung der Kirche vor einer Gewissensentscheidung.

> Die private, in der die Liebe zu seiner Frau die ethischen Maßstäbe setzt, stellt sich gegen die Gewissensentscheidung der ganzen Kirche, die den Identitätskern des Protestantismus bildet. Das ist eine Tabuverletzung. Als möglicher Sterbehelfer am Krankenbett seiner Frau kommt Schneider in das ethische Dilemma, die Grundwerte seines Glaubens zu verraten, obwohl er behauptet, sie zu teilen. Hält er dagegen an seinen theologischen Grundsätzen fest, bricht er das Liebesversprechen gegenüber seiner Frau.[32]

Nikolaus Schneider hat öffentlich erklärt, dass er seine Frau in jeder ihrer Entscheidungen begleite. Als bekannter Vertreter der Evangelischen Kirche bekennt er sich somit öffentlich gegen ihre theologischen Grundsätze. Er will nicht Gott über die Dauer des Sterbensprozesses seiner Frau entscheiden lassen, sondern gewährt ihr den Wunsch eines selbstbestimmten Sterbens.

Zudem macht diese Entscheidung Schneiders deutlich, dass die Frage um Sterbehilfe im persönlichen Nahbereich keinen auferlegten Prinzipien gehorcht. Die zuvor bedachten Grundmuster können zwar eine Argumentationsbasis formen, geraten allerdings möglicherweise mit höher geltenden Prinzipien der Gefühlsbasis in Konflikt.

3.2 Würde oder Leid – eine Gewissensfrage

Rechtlich ist aktive Sterbehilfe in Deutschland untersagt. Für indirekte und passive Sterbehilfe können Beteiligte strafrechtlich nicht belangt werden. Und auch der assistierte Suizid unterliegt einer aktuellen politischen Situation, sodass in naher Zukunft auch für diesen Fall eine eindeutige Rechtslage herrschen wird. Juristisch können Menschen ihr Handeln sicher und bewusst beurteilen.

Die Kirche spricht sich klar und deutlich gegen die aktive Sterbehilfe und den assistierten Suizid aus. Sie plädiert für eine intensive Sterbebegleitung und ein Sterbenlassen des Betroffenen. Palliativmedizin und Hospizarbeit erlangen in ihr einen hohen Stellenwert. Sie widerspricht der passiven und indirekten Sterbehilfe nicht, macht ihre Position allerdings eindeutig deutlich.

---

[31] Sekretariat der Deutschen Bischofskonferenz und dem Kirchenamt der EKD: Sterbebegleitung statt aktiver Sterbehilfe. 2011. S. 13.
[32] Öhler, Andreas: Feigheit vor dem Freund. 26. Juli 2014. Erschienen in: Die Zeit – Christ & Welt. URL: http://www.zeit.de/gesellschaft/zeitgeschehen/2014-07/sterbehilfe-ekd-nikolaus-schneider [Stand: 13.10.2014].

Nach dem Modell Kohlbergs urteilen die Menschen im Sinne der Gerechtigkeit, welche sie auf unterschiedlichen Entwicklungsstufen für sich neu definieren. Eine fortgeschrittene Moralentwicklung lässt es zu, dass Menschen einer aktiven Sterbehilfe zustimmen können. Sie werten in diesem Fall die Gerechtigkeit höher als das Recht und handeln im Sinn des Betroffenen. Die Erfüllung des Wunsches nach Sterben lässt so ein gesetzeswidriges Handeln gewissenskonform werden.

In der Realität wirken diese und viele weitere Einflüsse auf die Entscheidung eines Individuums ein. Häufig sind private und gesellschaftliche Ansichten nicht miteinander kompatibel und erfordern die Gewissensentscheidung der Person. In der Situation, in der eine Person eine andere um aktive Sterbehilfe bittet, kommt solch ein ethischer Konflikt zu Tage. Der ausdrückliche Wunsch des Betroffenen, zu dem man wohlmöglich wie im Fall der Anne Schneider ein intensives Vertrauensverhältnis pflegt, in Kombination mit der ständigen Wahrnehmung von unerträglichen und ungelinderten Schmerzen sowie anderen physische und psychische Problemen kann eine Fürsorge in Menschen entwickeln, die so weit geht, dass sie dem Betroffenen einen erträglicheren Sterbensprozess ermöglichen will. Aus Liebe, Verantwortung oder Mitgefühl und dem Bewusstsein, dass der Tod langfristig unausweichlich ist, scheint selbst die aktive Sterbehilfe ein zu rechtfertigender Akt. Angehörige und Ärzte stehen in der Pflicht, das Beste für den Betroffenen zu tun. Sie gelten nicht als Richter über das Schicksal der Betroffenen. Menschen haben das Recht auf Autonomie. Auch einer todkranken Person darf dieses Recht nicht verwehrt werden. Es darf nicht von außen auferlegt werden, welches Leben gesund, selbstbestimmt und würdig ist. Jede Person darf frei über sein eigenes Leben entscheiden.

> Nach Auffassung der christlichen Ethik gibt es keine Verpflichtung des Menschen zur Lebensverlängerung um jeden Preis und auch kein ethisches Gebot, die therapeutischen Möglichkeiten der Medizin bis zum Letzten auszuschöpfen. Einen Menschen sterben lassen ist bei vorher verfügtem Patientenwillen nicht nur gerechtfertigt, sondern geboten. Zur Endlichkeit des Lebens gehört auch, dass man das Herannahen des Todes zulässt, wenn seine Zeit gekommen ist.[33]

Auch die Situation von Menschen, die ihre Schmerzen und ihre Abhängigkeit von andern nicht mehr ertragen können, muss erleichtert werden. Folglich ist es nachvollziehbar, dass dem Willen der betroffenen Person nachgegangen wird. Niemand soll gezwungen sein, gegen seinen Willen ein Leben weiterzuführen, das er nicht mehr leben will. Im Fall der Anne

---

[33] Stellungnahme der Evangelischen Kirche in Deutschland zum BGH-Urteil zur Sterbehilfe. Stärkung des Patientenwillens und größere Rechtssicherheit für Ärzte und Angehörige, 25. Juni 2010, Pressemitteilung der Evangelischen Kirche in Deutschland. In: Sekretariat der Deutschen Bischofskonferenz und dem Kirchenamt der EKD: Sterbebegleitung statt aktiver Sterbehilfe. Eine Sammlung kirchlicher Texte. 2. erw. Aufl. Bonn/Hannover 2011. S. 40

Schneider unterstützt Nikolas Schneider aus Liebe zu seiner Frau ihren Wunsch. Auch wenn er persönlich ihren Ansichten widerspricht, würdigt er die Rechte seiner Frau. Er umgeht die Strafanfälligkeit in Deutschland, indem er die Sterbehilfe in der Schweiz durchführen lassen würde. Die Entscheidung für oder gegen Sterbehilfe kann und darf nur von dem Betroffenen und seinen wichtigsten Vertrauenspersonen getroffen werden.

Allerdings können Schmerzen, andere Symptome, Angst und Not durch gute Palliativmedizin gelindert werden. Der Sterbeprozess einer totkranken Person kann sowohl für den Betroffenen selbst als auch für die Angehörigen ein Moment des intensiven Abschiednehmens darstellen. Besonders durch gute Hospizarbeit kann den Betroffenen ihr Sterbeprozess den Umständen entsprechend angenehm gestaltet werden. Menschen sind, egal ob gesund oder krank, bis zu ihrem Lebensende wertzuschätzen. Sie dürfen es nicht als Pflicht ansehen, schnellstmöglich zu sterben, um Angehörige weniger zu belasten.

> Es gibt einen entscheidenden ethischen Unterschied zwischen Töten und Sterbenlassen, der nicht eingeebnet werden darf. Jede vorzeitige, direkte und gewollte Beendigung des Lebens bedeutet, das unantastbare Recht des Menschen auf sein Dasein zu verletzen, und stellt damit einen Verstoß gegen die Menschenwürde dar.[34]

Menschen müssen spüren, dass man sich ihrer bis zu ihrem Lebensende annehmen möchte. Zwar muss für Betroffene ein Recht auf den eigenen selbstgestalteten Tod gelten, dennoch leitet sich daraus kein Rechtsanspruch auf Beihilfe oder gar Tötung auf Verlangen ab. Ärzte, Pfleger oder Angehörige dürfen nicht in die Pflicht genommen werden, einen Menschen zu töten. Solch ein Akt führt häufig zu posttraumatischen Belastungsstörungen. Aktive Sterbehilfe ist nicht ohne Grund verboten und strafbar.

„Ebenso würde eine unnötige Verlängerung des Lebens von Schwerkranken, die ohnehin dem Tod nahe sind, dem Menschen nicht gerecht. Ein solcherart verzögerter Tod darf nicht den Sieg über das menschliche Sterben davontragen."[35]

---

[34] Sekretariat der Deutschen Bischofskonferenz und dem Kirchenamt der EKD: Sterbebegleitung statt aktiver Sterbehilfe. 2011. S. 10.
[35] Ebd.

4 Fachdidaktische Analyse

Begreift man Schule als eine Institution, in der eine Gesellschaft Wichtiges und Wertvolles definiert und weitergibt, und betrachtet man zugleich den gegenwärtigen gesellschaftlichen Umgang mit dem Thema *Sterben und Tod*, dann scheint es dringend erforderlich, dass das Thema *Sterben und Tod* Einzug in den gesellschaftlichen Diskurs erhält und somit auch in der Schule thematisiert wird. Schule als prägende Sozialisationsinstanz hat dabei nicht nur Leistungsaspekte zu berücksichtigen, sondern den Auftrag Identitätsbildungsprozesse der Kinder und Jugendlichen zu unterstützen und sie über die Welt und die Gesellschaft, in der sie leben, aufzuklären, um ihnen so die Teilhabe an dieser zu ermöglichen. Das Thema Tod als universaler Bestandteil unseres Lebens darf dabei nicht ausgeklammert werden und sollte in der Schule umfassend und in möglichst vielen Fächern behandelt werden. Folglich darf das Thema Sterbehilfe und Sterbebegleitung nicht umgangen werden, denn dieses birgt wichtige Diskussionsansätze zu ethischen, rechtlichen und religiösen Fragen.

In der Sekundarstufe I des Gymnasiums in Niedersachsen ist für den Kompetenzbereich Ethik als Leitthema der 9. und 10. Klasse *Sterben und Tod als Anfragen an das Leben* festgeschrieben. Nach dem Kerncurriculum sollen „Schülerinnen und Schüler [...] dem christlichen Menschenbild angemessene Verhaltensweisen gegenüber Sterben und Tod [bedenken] und den [...] Zusammenhang zwischen menschlicher Endlichkeit und der Aufgabe, für das Leben Identität und Sinn zu finden [verstehen]."[36] Die thematische Auseinandersetzung mit Sterbehilfe wird konkret genannt. Die Schülerinnen und Schüler sollen sich mit Formen, Grenzen und Möglichkeiten von Sterbebegleitung und Sterbehilfe befassen.

In der Sekundarstufe II des gymnasialen Kerncurriculums ist für den Kompetenzbereich Ethik/Mensch eine Behandlung von ethischen Grenzfragen des Lebens vorgesehen.[37] Dieses Thema eröffnet einen Themenkomplex um das richtige Handeln, die Würde des Menschen und das würdevolle Sterben.

Die Sensibilisierung mit dem Thema Sterben und Tod sowie die konkrete Auseinandersetzung mit Sterbehilfe im Unterricht sind für Schülerinnen und Schüler von besonderer Wichtigkeit. Die Lernenden erleben sich selbst in einer ethischen Dilemmasituation, sie erkennen, dass es kein Richtig oder Falsch gibt, sondern dass allein die

---

[36] Niedersächsisches Kultusministerium: Evangelische Religion. Kerncurriculum für die Sekundarstufe I. S. 28. URL: http://db2.nibis.de/1db/cuvo/datei/kc_evrel_gym_i.pdf [Stand: 11.09.2014].
[37] Niedersächsisches Kultusministerium: Evangelische Religion. Kerncurriculum für die Sekundarstufe II. S. 26ff. URL: http://db2.nibis.de/1db/cuvo/datei/kc_evrel_go_i_12_11.pdf [Stand: 11.09.2014].

eigne Überzeugung ausschlaggebend für einen Lösungsvorschlag ist. Über das fachliche Wissen zum Themenkomplex Sterbehilfe hinaus lernen sie, was ein verantwortungsvoller Umgang mit Mitmenschen bedeutet. Die individuelle Reflexion über Sterbehilfe befördert zentrale theologische und ethische Kompetenzen. Schülerinnen und Schüler erproben im Unterricht Handlungsweisen, auf welche sie im späteren Leben zurückgreifen können. So haben sie für den Ernstfall – sollten sie einmal vor die Herausforderung gesetzt werden über Sterbehilfe zu entscheiden – bereits ein Repertoire an vorreflektierten Handlungsmustern. Diese werden eine Entscheidung erleichtern.

5 Fazit

Sterbehilfe ist ein umfassend diskutiertes Thema in Deutschland. Besonders aktuell ist die Debatte um den assistierten Suizid. Allerdings beeinflussen so viele unterschiedliche Meinungsträger die Diskussion, sodass eine Entscheidung nur aus ethischen Grundsätzen heraus gefällt werden kann. Folglich kann die Ausgangsfrage, ob es ethisch vertretbar ist, dass die Gesellschaft den letzten Wunsch eines Menschen, den Wunsch des Sterbens, verweigert, nicht verallgemeinernd beantwortet werden. In ethischen Entscheidungen gibt es kein richtig oder falsch. Eine ethische Entscheidung fällt jedes Individuum allein mit seinem Gewissen.

Die Schnittstelle, ob Sterbehilfe – insbesondere aktive Sterbehilfe – als Sünde öder Erlösung bezeichnet wird, ist sehr eng. Aber auch hier wird deutlich, dass die Bezeichnung von individuellen Umständen abhängt. So wie im Fall der Anne Schneider zeigt sich, dass sich ein Meinungsbild, wie das ihres Mannes, sich, sobald der persönliche Bezug zutage kommt, ändern und sogar komplett wandeln kann. Zunächst der deutlichen Ablehnung von aktiver Sterbehilfe gemäß der evangelischen Kirche folgend, aber dann die krankheitsbedingten Wünsche seiner geliebten, kranken Frau annehmend, wird Nikolaus Schneider nur zu einem Paradebespiel des deutschen Bürgers. In Deutschland kann von jedem Bürger diese Entscheidung zu aktiver Sterbehilfe nur durch das eigene Gewissen legitimiert werden. Folglich sollte von solch wertenden Begriffen wie Sünde oder Erlösung Abstand genommen werden. Stattdessen sollte in der Gesellschaft eine Rückbesinnung auf das griechische *euthanasia* (dt.: Euthanasie) geschaffen werden, was im Ursprung völlig wertfrei *leichter Tod* bedeutet.[38] Ob Menschen den Weg dieses leichten Todes annehmen, was konkret einen leichteren Sterbensprozess bedeutet, soll ihnen selbst und ihren Angehörigen überlassen sein. Ebenso sollte es sterbenskranken Menschen legitimiert werden, den Wunsch des Sterbens zu äußern. Denn wie bereits Sophokles konstatierte: Nicht der Tod ist schlimm, sondern ein qualvoller, endlos scheinender Weg dorthin.

---

[38] Duden online: Euthanasie. URL: http://www.duden.de/rechtschreibung/Euthanasie [Zugriff: 13.10.2014].

6 Literaturverzeichnis

Benzenhöfer, Udo: Der gute Tod? Geschichte der Euthanasie und Sterbehilfe. Göttingen 2009. S. 37 – 44.

Colby, Ann / Kohlberg, Lawrence: Das moralische Urteil: Der kognitionszentrierte entwicklungspsychologische Ansatz. In: Steiner, Gerhard (Hg.): Piaget und die Folgen (Die Psychologie des 20. Jahrhunderts). Zürich 1978. S. 348 – 356.

DIE BIBEL nach der Übersetzung Martin Luthers. Mit Apokryphen. Stuttgart, 1999.

Duden online: Euthanasie. URL: http://www.duden.de/rechtschreibung/Euthanasie [Zugriff: 13.10.2014].

Drobiniski, Matthias/ Von Hardenberg, Nina: Nächstenliebe oder Verbrechen? Bundestag zu Sterbehife. In: Süddeutsche.de, 25.08.2014. URL: http://www.sueddeutsche.de/politik/bundestag-zu-sterbehilfe-naechsteniebe-oder-verbrechen-1.2101741 [Stand: 13.10.2014].

Ein Beitrag der Kammer für öffentliche Verantwortung der Evangelischen Kirche in Deutschland: Sterben hat seine Zeit. Überlegungen zum Umgang mit Patientenverfügungen aus evangelischer Sicht. Hannover 2005. In: Sekretariat der Deutschen Bischofskonferenz und dem Kirchenamt der EKD: Sterbebegleitung statt aktiver Sterbehilfe. Eine Sammlung kirchlicher Texte. 2. erw. Aufl. Bonn/Hannover 2011. S. 19 – 29.

Klatt, Manfred: Was ist eine Todsünde? Anmerkungen zur römisch-katholischen Lehre über die "Todsünden". 2002. URL: http://www.efg-hohenstaufenstr.de/downloads/bibel/todsuenden.html [Stand: 11.09.2014].

Klinkhammer, Gisela: Ärztekammern und Sterbehilfe: Darf ein Arzt beim Sterben helfen? In: Deutsches Ärzteblatt 2013, Jg. 110, Heft 11, S. 17.

Kolb, Christoph Peter: Neue Entwicklungen bei der Sterbehilfe. Inaugural-Dissertation zur Erlangung der Doktorwürde der Juristischen Fakultät an der Eberhard Karls Universität Tübingen. Tübingen 2013.

Le Ker, Heike: Begleiteter Suizid: Ethiker wollen Ärzten Sterbehilfe erlauben. 26.08.2014. In: Spiegel online. URL: http://www.spiegel.de/gesundheit/diagnose/sterbehilfe-ethiker-fordern-recht-auf-beihilfe-zum-suizid-durch-aerzte-a-987941.html   [Stand: 13.10.2014].

Müller, Peter: Ein Gebot der Menschenwürde. Bundestagsvizepräsident Peter Hintze (CDU) über Sterbehilfe. 11.08.2014. In: DER SPIEGEL 33/2014. URL: http://www.spiegel.de/spiegel/print/d-128629125.html [Stand: 11.09.2014].

Niedersächsisches Kultusministerium: Evangelische Religion. Kerncurriculum für die Sekundarstufe I. URL: http://db2.nibis.de/1db/cuvo/datei/kc_evrel_gym_i.pdf [Stand: 11.09.2014].

Niedersächsisches Kultusministerium: Evangelische Religion. Kerncurriculum für die Sekundarstufe II. URL: http://db2.nibis.de/1db/cuvo/datei/kc_evrel_go_i_12_11.pdf [Stand: 11.09.2014].

Öhler, Andreas: Feigheit vor dem Freund. 26. Juli 2014. Erschienen in: Die Zeit – Christ & Welt. URL: http://www.zeit.de/gesellschaft/zeitgeschehen/2014-07/sterbehilfe-ekd-nikolaus-schneider [Stand: 13.10.2014].

Sekretariat der Deutschen Bischofskonferenz und dem Kirchenamt der EKD: Sterbebegleitung statt aktiver Sterbehilfe. Eine Sammlung kirchlicher Texte. 2. erw. Aufl., Bonn/Hannover 2011.

Spiegel-online: Studie: Vor allem Deutsche fahren für Sterbehilfe in die Schweiz. Panorama. 21.08.2014. URL: http://www.spiegel.de/panorama/gesellschaft/sterbehilfe-studie-untersucht-zahlen-zu-selbsttoetung-in-der-schweiz-a-987273.html   [Stand: 11.09.2014].

Statista GmbH. Das Statistik-Portal: Prognose zur Anzahl der Pflegefälle in Deutschland im Zeitraum der Jahre von 2010 bis 2050 (in 1.000). URL: http://de.statista.com/statistik/daten/studie/262539/umfrage/prognostizierte-entwicklung-der-anzahl-der-pflegefaelle-in-deutschland/ [Stand: 11.09.2014].

Stellungnahme der Evangelischen Kirche in Deutschland zum BGH-Urteil zur Sterbehilfe. Stärkung des Patientenwillens und größere Rechtssicherheit für Ärzte und Angehörige, 25. Juni 2010, Pressemitteilung der Evangelischen Kirche in Deutschland. In: Sekretariat der Deutschen Bischofskonferenz und dem Kirchenamt der EKD: Sterbebegleitung statt aktiver Sterbehilfe. Eine Sammlung kirchlicher Texte. 2. erw. Aufl. Bonn/Hannover 2011. S. 40 – 41.